BEI GRIN MACHT SICH IHR WISSEN BEZAHLT

- Wir veröffentlichen Ihre Hausarbeit,
  Bachelor- und Masterarbeit

- Ihr eigenes eBook und Buch -
  weltweit in allen wichtigen Shops

- Verdienen Sie an jedem Verkauf

Jetzt bei www.GRIN.com hochladen
und kostenlos publizieren

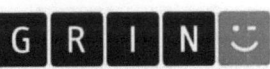

Prävention kardiovaskulärer Erkrankungen bei vorwiegender Bürotätigkeit. Berücksichtigung der psychologischen Modelle der Verhaltens- sowie Verhältnisprävention

Nathalie Chatman

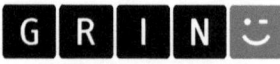

Bibliografische Information der Deutschen Nationalbibliothek:

Die Deutsche Nationalbibliothek verzeichnet diese Publikation in der Deutschen Nationalbibliografie; detaillierte bibliografische Daten sind im Internet über http://dnb.d-nb.de abrufbar.

ISBN: 9783346444165
Dieses Buch ist auch als E-Book erhältlich.

Druck und Bindung: Books on Demand GmbH, Norderstedt Germany
Gedruckt auf säurefreiem Papier aus verantwortungsvollen Quellen

Das vorliegende Werk wurde sorgfältig erarbeitet. Dennoch übernehmen Autoren und Verlag für die Richtigkeit von Angaben, Hinweisen, Links und Ratschlägen sowie eventuelle Druckfehler keine Haftung.

Das Buch bei GRIN: https://www.grin.com/document/1035076

Prüfungsform: Hausarbeit

Titel oder Aufgabennummer: Alternative A aus dem Aufgabenkatalog 2020

Datum der Abgabe im Prüfungssekretariat: 16.11.2020

SRH Fernhochschule Riedlingen

Studiengang: Wirtschaftspsychologie

Modul: Gesundheitspsychologie

Von

Name: Nathalie Chatman

Inhaltsverzeichnis

Abkürzungsverzeichnis

ERI-Modell	Effort-Reward-Imbalance-Modell
HAPA- Modell	Health Action Process Approach - Sozialkognitives Prozessmodell gesundheitlichen Handelns
HEE	Handlungsergebniserwartung
JDC-Modell	Job-Demand-Control-Modell
KHK	Koronare Herzkrankheit
KVE	Kardiovaskuläre Erkrankungen
RW	Risikowahrnehmung
SKT	Sozial-kognitive Theorie
SWE	Selbstwirksamkeitserwartung
TTM	Transtheoretisches Modell der Verhaltensänderung
z. B.	zum Beispiel

Abbildungsverzeichnis

Tabellenverzeichnis

1   Einleitung

Kardiovaskuläre Erkrankungen gehören zu den häufigsten Erkrankungen der westlichen Welt und stellen auch die häufigste Todesursache dar.[1] Ziel dieser Arbeit ist es, aus theoretischen gesundheitspsychologischen Grundlagen, sowohl verhaltenspräventive als auch verhältnispräventive Maßnahmen zu erarbeiten, die den Mitgliedern einer Organisation, in der vorwiegend Büroarbeiten verrichtet werden, von Nutzen sein sollen. Die erarbeiteten Maßnahmen dienen der Prävention kardiovaskulärer Erkrankungen (KVE). Dabei sollen die Risikofaktoren vermieden oder zumindest reduziert und Schutzfaktoren wie z. B. eine gesunde Ernährung und ausreichend Bewegung gestärkt werden.

Zunächst wird im zweiten Kapitel dargestellt, was KVE sind und wie sie sich in den häufigsten Fällen äußern. Außerdem werden in diesem Kapitel die Risikofaktoren erläutert, die die Ausbildung von KVE begünstigen können. Im dritten Kapitel werden die theoretischen Grundlagen der Gesundheitspsychologie abgebildet. Um Gesundheitsverhalten und dessen Änderung zu erklären, werden die sozial-kognitive Theorie (SKT) von Bandura, das transtheoretische Modell der Verhaltensänderung (TTM) von Prochaska und DiClemente sowie das sozial-kognitive Prozessmodell gesundheitlichen Handelns (HAPA-Modell) von Schwarzer herangezogen. Diese Modelle bilden die theoretischen Grundlagen für die verhaltenspräventiven Maßnahmen. Im vierten Kapitel werden die theoretischen Grundlagen zur Verhältnisprävention dargestellt. Um die Wirkung zwischen Gesundheit und Arbeit zu erklären, werden das Job-Demand-Control-Modell von Karasek und Theorell sowie das Effort-Reward-Imbalance-Modell von Siegrist vorgestellt. Im anschließenden Kapitel werden aus den theoretischen Grundlagen abgeleitete konkrete verhaltens- und verhältnispräventive Maßnahmen zur Prävention von KVE tabellarisch dargestellt. Im sechsten Kapitel findet eine kritische Auseinandersetzung mit den theoretischen Grundlagen und deren empirischen Befunde statt. Außerdem werden die erarbeiteten verhaltens- und verhältnispräventiven Maßnahmen kritisch diskutiert. Mit dem siebten Kapitel endet diese Arbeit mit einem Fazit und Ausblick.

---

[1] Vgl.: Höfer, S.: 2018, S. 679

2   Kardiovaskuläre Erkrankungen

KVE oder auch Erkrankungen des Herz-Kreislauf-Systems genannt, sind in Deutschland und der gesamten westlichen Welt die häufigste Todesursache.[2] [3]. Sie verursachen immense Kosten sowohl im Gesundheitswesen als auch in der Wirtschaft.[4] Im engeren Sinn zählen zu den kardiovaskulären Erkrankungen alle degenerativen Erkrankungen. Degenerativ bedeutet, durch Verschleiß bedingte Erkrankungen. Diese umfassen die arterielle Hypertonie, die periphere arterielle Verschlusskrankheit, die koronare Herzkrankheit (KHK), Herzinfarkt und Apoplex. Im weiteren Sinn zählen zu den KVE auch nicht degenerative Erkrankungen wie Endokarditis, Myokarditis, Perikarditis, Herzklappenfehler, Aneurysmen, Hypertonie und Herz-Rhythmus-Störungen. Im Rahmen dieser Hausarbeit wird im speziellen lediglich auf die KHK eingegangen, da sie die häufigste Form der KVE darstellt, wobei KVE mit der KHK dieselben Risiko- bzw. Schutzfaktoren gemein haben.

2.1   Die Koronare Herzkrankheit

Die KHK zählt zu den ischämischen Herzkrankheiten. Sie ist dann vorhanden, wenn eine Sauerstoffminderversorgung des Herzens durch eine Verengung der Herzkranzarterien vorliegt. Ist das Koronargefäß vollständig verschlossen, so entwickelt sich hieraus ein Myokardinfarkt.[5] Die KHK äußert sich am häufigsten in Form eines akuten Myokardinfarktes oder der Angina Pectoris.[6] Außerdem kann sie Herz-Rhythmus-Störungen und eine chronische Herzinsuffizienz verursachen.[7] Der Myokardinfarkt und Angina Pectoris entstehen durch arteriosklerotische Prozesse der Herzkranzgefäße.[8] Die Arteriosklerose ist eine degenerative Veränderung der Blutgefäße, wobei Elastizitätsverlust, Regulationsstörungen des Gefäßtonus und eine Einengung des Arterienlumens aufkommen.[9]Als typische Beschwerden der KHK gelten die Angina Pectoris, Dyspnoe oder Synkopen,

---

[2] Vgl.: Grande, G.: 2007, S. 81
[3] Vgl.: Höfer, S.: 2018, S. 679
[4] Vgl.: Grande, G.: 2007, S. 81
[5] Vgl.: Fritzsche, K. et al.: 2016, S. 168
[6] Vgl.: Höfer, S.: 2018, S. 679
[7] Vgl.: Beise, U. et al.: 2013, S. 51
[8] Vgl.: Höfer, S.: 2018, S. 679
[9] Vgl.: Beise, U. et al.: 2013, S. 68

Angstzustände, Ermüdungszeichen, Inappetenz, häufiger Hustenreiz, vermehrte Schweißneigung, Pulsunregelmäßigkeiten und allgemeine Schwäche.[10]

2.2 Angina Pectoris und Myokardinfarkt

Die Angina Pectoris stellt die häufigste Erstmanifestation der KHK dar. Sie ereignet sich dann, wenn die Koronargefäße bereits erheblich arteriosklerotisch verengt sind. Es entstehen brennende und reißende Schmerzen im Brustraum, die jedoch auch in Arme, Rücken-, Nacken-, Hals und Kieferbereich ausstrahlen können. Diese Schmerzen treten anfallartig, ausgelöst durch Belastung oder Anstrengung auf.[11] Dauern die Beschwerden mehr als 5 Minuten an, so besteht ein lebensbedrohlicher Zustand mit Myokardinfarkt-Gefahr. Beim Myokardinfarkt, auch Herzinfarkt oder akutes Koronarsyndrom genannt, handelt es sich um eine Sauerstoffminderversorgung des Herzmuskels, was zu einem Absterben des Herzmuskelgewebes führt.[12] Der Myokardinfarkt entsteht also auf dem Boden einer KHK als Folge eines vollständigen Verschlusses eines Koronargefäßes.[13] Obwohl der Myokardinfarkt sich für die meisten Patienten aus heiterem Himmel ereignet, können im Nachhinein folgende Beschwerden, die als Vorboten betrachtet werden können, festgestellt werden: Brustenge (Angina Pectoris), Übelkeit, Angstgefühle, Unruhe, kalter Schweiß, Luftnot, Schwindel, Schwächegefühl und Hautblässe. Halten diese Beschwerden länger als 15 bis 20 Minuten an, so besteht Lebensgefahr mit Verdacht auf akutes Koronarsyndrom.[14]

2.3 Risikofaktoren

Die KHK stellt ein ausgewiesenes Exempel für das beträchtliche Risikopotenzial dar, das mit den Lebensstilen in den westlichen Industrienationen in Verbindung gebracht werden kann.[15] Die KHK ist eine lebensstilbedingte Erkrankung, welche auch als Zivilisations-

---

[10] Vgl.: Löllgen, H.: 2019, S.3
[11] Vgl.: Beise, U. et al.: 2013, S. 51
[12] Vgl.: Gehring, J., Klein, G.: 2015, S. 19 f.
[13] Vgl.: Beise, U. et al.: 2013, S. 53
[14] Vgl.: Gehring, J. et al.: 2015, S. 21
[15] Vgl.: Maaz, A. et al.: 2007, S. 8

erkrankung bezeichnet wird. Hierbei weist der Lebensstil gesundheitsschädliche und risikoreiche Verhaltensweisen auf, die die Entstehung von lebensstilbedingten Erkrankungen begünstigen.[16] Die bedeutsamsten Risikofaktoren der KVE sind verhaltensbedingt und daher beeinflussbar. Die Interheart-Studie hat in 52 Ländern mit 30.000 Teilnehmern neun Risikofaktoren bzw. Schutzfaktoren identifiziert, die zur Vorhersage eines Myokardinfarkts bedeutsam sind:[17][18]

- Rauchen
- Diabetes Mellitus
- Hypertonie
- Adipositas
- Abnormale Lipidwerte
- Psychosoziale Faktoren
- Übermäßiger Alkoholkonsum
- Bewegungsmangel
- Ungesunde Ernährung

Jeder Patient mit manifestem oder auch latentem Diabetes Mellitus ist als potentieller KHK-Patient zu betrachten. Psychosoziale Faktoren, wie beruflicher Stress, finanzielle Belastungen, Ehekrisen, Depressionen, und kritische Lebensereignisse können als Risikofaktor eine zusätzliche Rolle spielen. Stress zählt hierbei als ein möglicher Auslöser eines akuten Myokardinfarktes, jedoch seltener als eigenständiger Teil der Arteriosklerose.[19]

3 Modelle des Gesundheitsverhaltens

Da die Verhaltensprävention an den beeinflussbaren Gesundheits- bzw. Risikofaktoren ansetzt, ist es bedeutsam ein Modell heranzuziehen, das das Verhalten einer Person beschreibt und optimalerweise vorhersagen kann. Gesundheitsverhalten wird definiert als

---

[16] Vgl.: Knoll, N. et al.: 2017, S. 184
[17] Vgl.: Grande, G.: 2007, S. 83
[18] Vgl.: Höfer, S.: 2018, S. 679
[19] Vgl.: Löllgen, H.: 2019, S. 2

ein Verhaltensmuster, Handlung, Verhalten oder auch Gewohnheit, die mit der Aufrechterhaltung, Wiederherstellung, Förderung oder Verbesserung der Gesundheit zusammen-
häng und die Lebenserwartung verlängert.[20] [21] Gesundheitsverhalten kann auch als Un-
terlassung von Risikoverhalten verstanden werden, also wenn gesundheitsgefährdende
Verhaltensweisen vermieden und reduziert werden.[22] Zunächst werden die Klassen der
Modelle, die Gesundheitsverhalten erklären, erläutert. Folgend wird die sozial-kognitive
Theorie (SKT) von Bandura vorgestellt, anschließend das transtheoretische Modell der
Verhaltensänderung (TTM) von Prochaska und DiClemente und schließlich das sozial-
kognitive Prozessmodell gesundheitlichen Handelns (HAPA-Modell) von Schwarzer,
welche jeweils ein Modell der drei verschiedenen Klassen darstellen.

3.1 Klassen von Modellen des Gesundheitsverhaltens

Kontinuierliche Prädiktionsmodelle gehen von bestimmten Variablen wie z. B. Selbstwirksamkeitserwartungen oder Risikowahrnehmung aus, und bewerten diese als prädik-
tiv für ein bestimmtes Gesundheitsverhalten.[23] Die Grundannahme dieser Modelle besteht
darin, dass Personen auf einem Kontinuum einer Verhaltenswahrscheinlichkeit liegen.[24]
Dabei erhöht sich mit steigender Ausprägung auf den entsprechenden Variablen bzw.
Prädiktoren auch die Wahrscheinlichkeit der Verhaltensausübung. Für Präventionsmaßnahmen heißt dies, dass die Personen unabhängig davon, wo sie gerade auf einem ange-
nommenen Wahrscheinlichkeitskontinuum stehen, durch die Erhöhung der Faktoren nä-
her in Richtung Verhaltensänderung gelenkt werden können. Demnach sollten alle Teil-
nehmer gleichermaßen durch dieselben Präventionsmaßnahmen profitieren.[25] Im Gegen-
satz dazu, gehen Stadienmodelle davon aus, dass ein Verhalten stufenweise verändert
wird und diese Stufen bzw. Stadien nacheinander durchlaufen.[26] Dies bedeutet, dass die
Ziele von Personen auf verschiedenen Stufen, stark voneinander abweichen. Somit rea-
gieren diese Personen nur auf Interventionen, die ihrer Veränderungsstufe angepasst

---

[20] Vgl.: Knoll, N. et al.: 2017, S. 26
[21] Vgl.: Lippke, S., Renneberg, B.: 2006, S. 35
[22] Vgl.: ebenda
[23] Vgl.: Schwarzer, R.: 2004, S.39
[24] Vgl.: Knoll, N. et al.: 2017, S. 26
[25] Vgl.: Heuse, S., Knoll, N.: 2018, S. 244
[26] Vgl.: Lippke, S., Schüz, B.: 2020, S. 303

sind.[27] Hybridmodelle, auch integrative Modelle genannt, kombinieren die Annahmen der kontinuierlichen Prädiktionsmodelle mit denen der Stadienmodelle.[28]

3.2 Die sozial-kognitive Theorie von Bandura

Die SKT von Bandura stellt eines der kontinuierlichen Prädiktionsmodelle des Gesundheitsverhaltens dar. In dieser Theorie wird angenommen, dass Ziele (Intentionen) maßgeblich beeinflussen, ob ein Verhalten geändert oder aufrechterhalten wird. Außerdem werden diese Ziele (Intentionen) durch die Selbstwirksamkeitserwartungen bestimmt.[29] Es wird weiter angenommen, dass kognitive, motivationale, emotionale und aktionale Prozesse durch subjektive Erwartungen, und zwar vor allem durch Selbstwirksamkeitserwartungen und Handlungsergebniserwartungen gesteuert werden.[30] Die Variablen bzw. Kernannahmen der Theorie, deren Einfluss von den Zielen (Intentionen) mediiert werden, sind:

- die Selbstwirksamkeitserwartungen (SWE)
- die Handlungsergebniserwartungen (HEE) sowie
- soziokulturelle, behindernde und unterstützende Faktoren (z. B. soziale Unterstützung).[31]

Die SWE haben einen direkten Einfluss auf das Verhalten, während die HEE und soziokulturellen Faktoren indirekt über die Ziele (Intentionen) wirken. Die HEE und soziokulturellen Faktoren wiederum werden durch die SWE beeinflusst.[32] In Abbildung 1 wird dies vereinfacht schematisch dargestellt. Knoll et al. geben als Beispiel einen Herzpatienten, der darüber nachdenkt sein koronares Risiko durch eine Ernährungsumstellung zu senken.[33] Dies geschieht wahrscheinlich durch Abwägung der Vor- und Nachteile der Ernährungsumstellung. Dies kann in Form von HEE geschehen, also den Konsequenzen,

---

[27] Vgl.: Schneider, W.: 2006, S. 427
[28] Vgl.: Heuse, S., Knoll, N.: 2018, S. 251
[29] Vgl.: Lippke, S. et al.: 2019, S. 3
[30] Vgl. Knoll, N. et al.: 2017, S. 28
[31] Vgl.: Renneberg, B., Hammelstein, P.: 2006, S. 42
[32] Vgl.: Schwarzer, R.: 2004, S.61
[33] Vgl.: Knoll, N. et al.: 2017, S. 28

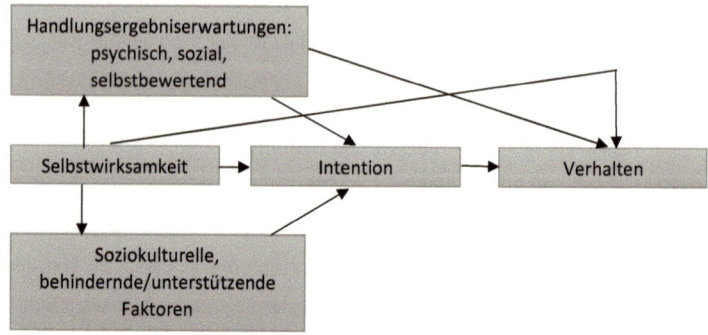

Abbildung 1: Schematische Darstellung der sozial-kognitiven Theorie von Bandura (Quelle: Eigene Darstellung in Anlehnung an Goldgruber, J.: 2012, S. 40)

die für das eigene Handeln erwartet werden.[34] Diese HEE können sowohl positiv als auch negativ ausfallen und bestehen aus folgenden Komponenten:[35] [36]

- physische Komponenten („Wenn ich Sport mache, werde ich fitter")
- soziale Komponenten („Wenn ich einen Halbmarathon schaffe, werde ich anerkannt")
- selbstevaluative Komponenten („Wenn ich sportlich was leiste, kann ich stolz auf mich sein.")

Der Herzpatient könnte als positive HEE denken: „Wenn ich meine Ernährung umstelle, dann senke ich das Risiko für einen Herzinfarkt." Er könnte jedoch auch eine negative HEE haben: „Wenn ich mich gesünder ernähre, schmeckt mir das Essen nicht mehr." Hat der Herzpatient eine positive HEE, so sagt dies noch nichts darüber aus, ob er sein Vorhaben auch tatsächlich umsetzten und durchhalten wird. Ausschlaggebend hierfür ist die SWE.[37] Diese umfasst die Einschätzung der eigenen Kompetenz, ein Verhalten auch angesichts von Schwierigkeiten ausführen zu können.[38] Dies bedeutet, dass der Herzpatient sein Verhalten trotz überwiegender Vorteile nicht ändern wird, da er es sich selbst nicht zutraut sein Essverhalten langfristig zu verändern. Nach Bandura sind die SWE und die

---

[34] Vgl.: Schwarzer, R. 2004, S. 62
[35] Vgl.: Renneberg, B., Hammelstein P.: 2006, S. 42
[36] Vgl.: Lippke, S., Schüz, B.: 2020, S. 301
[37] Vgl.: Knoll, N. et al.: 2017, S. 28
[38] Vgl.: Daniel, S., Jansen, L.: 2018, S 38

HEE wichtige Prädiktoren für Verhalten und Ziele.[39] Bandura nennt vier Quellen, durch die die Selbstwirksamkeit beeinflusst wird:[40]

- direkte (eigene) Erfahrungen
- indirekte/stellvertretene Erfahrungen (Modelllernen)
- verbale Verstärkung (durch Überredung/Zuspruch)
- physiologische und affektive Zustände

Eigene Erfahrungen beeinflussen die SWE am stärksten, gefolgt vom Modelllernen, also dem Lernen durch Vorbilder. Einen geringeren Einfluss hat die verbale Verstärkung durch Überredung oder Zuspruch durch das soziale Umfeld. Den geringsten Einfluss haben die physiologischen und affektiven Zustände.[41]

3.3 Das transtheoretische Modell der Verhaltensänderung von Prochaska und DiClemente

Das TTM ist den Stadienmodellen zuzuordnen und stellt davon das bekannteste dar. Ursprünglich wurde es im Rahmen der Raucherentwöhnung entwickelt, jedoch findet es inzwischen in vielen Bereichen der Gesundheitsverhaltens Anwendung.[42] In diesem Modell werden sechs Stadien bzw. Stufen unterschieden:[43] Präkontemplation, Kontemplation, Vorbereitung, Handlung, Aufrechterhaltung und Termination. In der Phase der Präkontemplation ist sich die Person nicht bewusst, dass eine Verhaltensänderung notwendig ist. Sie hat nicht vor ihr Verhalten in den nächsten sechs Monaten zu verändern.[44] Bleiben wir beim Beispiel des Herzpatienten. Dieser könnte vom Arzt informiert werden, dass er dringend seinen Lebensstil ändern muss, da er bereits Beschwerden hat. Dann denkt der Herzpatient darüber nach, sein Verhalten zu ändern, da ihm nun ein Anlass gegeben ist. Er hat dabei aber noch keine konkreten Vorstellungen. Dies beschreibt die Stufe der Kontemplation. Auf dieser Stufe befinden sich Personen, die über eine Verhaltensänderung innerhalb der nächsten sechs Monate, nicht aber innerhalb des nächsten

[39] Vgl.: Knoll, N. et al.: 2017, S. 29
[40] Vgl.: Jerusalem, M.: 2018, S. 133
[41] Vgl.: Renneberg, B., Hammelstein, P.: 2006, S. 44
[42] Vgl.: Scholz, U., Schwarzer, R.: 2005, S. 397
[43] Vgl.: Faltermaier, T.: 2017, S. 216
[44] Vgl.: Vogt, I.: 2018, S. 3 f.

13

Monats nachdenken.[45] In der Vorbereitungsphase hat der Herzpatient eine konkretes Ziel-verhalten, das er innerhalb des nächsten Monats anstreben möchte und plant dieses und bereitet sich darauf vor. Dies könnte so aussehen, dass er sich eine Jahreskarte für das Schwimmbad besorgt und sich gesunde Rezepte heraussucht. In der Handlungsphase setzt er sein Zielverhalten seit mindestens einem Tag und längstens seit sechs Monaten um und versucht dieses aufrechtzuerhalten. Hierfür bedarf es einiger Anstrengungen. In der Phase der Aufrechterhaltung stabilisiert der Herzpatient seine Verhaltensänderung durch aktive Vermeidung von Rückfällen. Dies erfordert nun deutlich weniger Anstren-gungen als in der vorherigen Phase. Diese Phase dauert bis zu fünf Jahre an.[46] Auf der letzten Stufe, der Termination, hat der Herzpatient seine Verhaltensänderung langfristig erfolgreich aufrechterhalten. Es besteht nun ein sehr geringes Rückfallrisiko, da keine Anstrengungen zur Aufrechterhaltung der Verhaltensänderung erfordert werden. Die Verhaltensänderung ist schließlich zur Gewohnheit geworden. Außerdem verfügt der Herzpatient nun über eine hohe SWE und verspürt keinerlei Versuchung mehr, in sein altes riskantes Verhaltensmuster zurückzufallen.[47]

3.4 Das sozialkognitive Prozessmodell gesundheitlichen Handelns von Schwarzer

Das HAPA-Modell zählt zu den Hybridmodellen. Es kombiniert die Grundannahmen der kontinuierlichen Prädiktionsmodelle mit denen der Stadienmodelle, wobei es im Wesent-lichen auf die Selbstwirksamkeitstheorie von Bandura aufbaut.[48] Auch in diesem Modell durchlaufen die Personen mehrere Phasen. Die nächste Stufe ist erst erreicht, wenn die vorherige erfolgreich abgeschlossen wurde. Die Phasen werden in die präintentionale, postintentionale, aktionale und postaktionale Phase unterteilt.[49] In der präintentionalen Phase, oder auch motivationale Phase genannt, wirken vor allem die SWE, die HEE und die Risikowahrnehmung (RW).[50] Die Selbstwirksamkeits- und Handlungsergebniserwar-tungen wurden bereits obig in der SKT von Bandura erläutert. Die Risikowahrnehmung beschreibt die subjektive Einschätzung des Schweregrades einer Erkrankung sowie des

[45] Vgl.: Faltermaier, T.: 2017, S. 216
[46] Vgl.: Scholz, U., Schwarzer, R.: 2005, S.398
[47] Vgl.: Schneider, W.: 2006, S. 428
[48] Vgl.: Goldgruber, S.: 2012, S. 42
[49] Vgl.: Heuse, S., Knoll, N.: 2018, S. 252
[50] Vgl.: Goldgruber, J.: 2012, S. 43

eigenen persönlichen Risikos und der Verwundbarkeit.[51] Wenn die Einschätzungen günstig ausfallen, so nimmt die Wahrscheinlichkeit für die Bildung einer Intention zu. Dies bedeutet, dass eine Absicht zur Verhaltensänderung sehr wahrscheinlich ist.[52] Wurde eine Intention gebildet, so ist die präintentionale Phase abgeschlossen, während die postintentionale Phase, die auch volitionale Phase benannt ist, beginnt.[53] Die postintentionale Phase ist unterteilt in präaktionale, aktionale und postaktionale Phase. In der präaktionalen Phase findet eine Handlungsplanung statt.[54] Hierbei werden auch Bewältigungsstra-

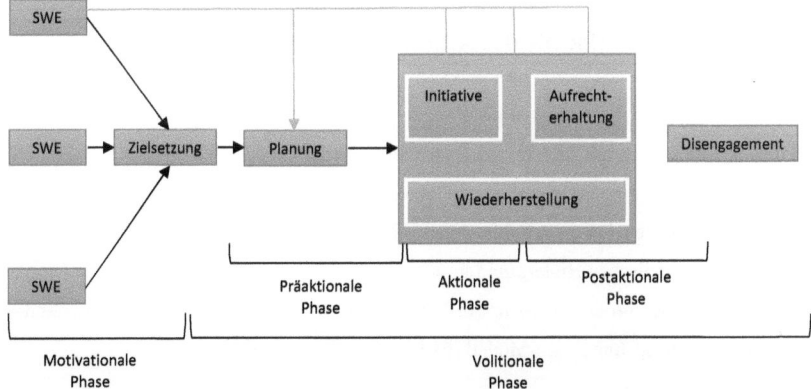

Abbildung 2: Schematische Darstellung des HAPA-Modells nach Schwarzer (Quelle: Eigene Darstellung in Anlehnung an Goldgruber, J.: 2012, S. 43)

tegien in kritischen Situationen geplant. Hierbei spielt auch wieder die SWE eine wichtige Rolle. Denn eine Person muss selbst davon überzeugt sein, eine bestimmte Handlung erfolgreich ausführen zu können.[55] Wurde die Handlung initiiert, so beginnt dann die aktionale Phase.[56] In der aktionalen Phase wird die Handlung immer wieder kontrolliert. Dabei wird durch Abschirm- und Bewältigungsstrategien versucht, sie aufrechtzuerhalten, da Hindernisse überwunden und Ressourcen, wie z. B. die soziale Unterstützung genutzt werden müssen.[57] Die postaktionale Phase beginnt nach der Handlungsausführung. Der Erfolg oder Misserfolg wird bewertet und interpretiert. In Abhängigkeit davon, wie diese Bewertung ausfällt, hat dies Auswirkungen auf das neue Gesundheitsverhalten. Im schlimmsten Fall wird dieses abgebrochen, wobei die zukünftige Volition (Willensstärke)

---

[51] Vgl.: Faltermaier, T.: 2017, S. 214
[52] Vgl.: Heuse, S., Knoll, N.: 2018, S. 252
[53] Vgl.: Goldgruber, J.: 2012, S. 43
[54] Vgl.: Lippke, S. et al.: 2019, S. 6
[55] Vgl.: Schneider, W.: 2006, S. 429
[56] Vgl.: Goldgruber, J.: 2012, S. 43
[57] Vgl.: Lippke, S. et al.: 2019, S. 6

und SWE abnehmen.[58] In Abbildung 2 wird das HAPA-Modell schematisch dargestellt. Hierdurch wird auch bildlich deutlich, dass die SWE in jeder Phase eine entscheidende Rolle spielen. Da das HAPA-Modell die unterschiedlichsten Faktoren berücksichtigt, bietet es auch sehr viele Ansatzpunkte um eine theoriegeleitete Förderung des Gesundheitsverhaltens voranzutreiben.[59]

4   Modelle der Arbeitsverhältnisse

Zur Erarbeitung von wirksamen und nachhaltigen Maßnahmen und Interventionen ist es bedeutsam, sich an fundierten wissenschaftlichen Modellen zu orientieren. Diese bieten wichtige Erkenntnisse und legen diejenigen Aspekte dar, die bei einer gesundheitsförderlichen Arbeitsgestaltung zu berücksichtigen sind.[60] Dabei wird das Ziel verfolgt, den theoretischen Hintergrund für die Verhältnisprävention zu erarbeiten. Im Folgenden werden das Job-Demand-Control-Modell (JDC-Modell) und im Anschluss daran das Effort-Reward-Imbalance-Modell (ERI-Modell) beschrieben.

4.1   Das Job-Demand-Control-Modell von Karasek und Theorell

In diesem Modell spielt der Entscheidungsspielraum (Control) bei der Arbeitstätigkeit eine zentrale Rolle.[61] [62] Die zweite Dimension anhand der sich Arbeitstätigkeiten beschreiben lassen, stellen die psychischen Belastungen oder auch Anforderungen (Demand) benannt, dar.[63] Der Entscheidungsspielraum umfasst Kennzeichen der Entscheidungsverantwortung sowie Qualifikationsmerkmale. Psychische Belastungen entstehen durch Arbeitsmenge, Zeitdruck und widersprüchliche Anforderungen.[64] Sie sind nach der DIN EN ISO 10075 definiert als die Gesamtheit aller erfassbaren Einflüsse, die von außen

---

[58] Vgl.: Daniel, S., Jansen, L.: 2018, S. 46
[59] Vgl.: Lippke, S. et al.: 2019, S. 6
[60] Vgl.: Struhs-Wehr, K.: 2017, S. 13
[61] Vgl.: Siegrist, J.: 2005, S. 308
[62] Vgl.: Struhs-Wehr, K.: 2017, S. 23
[63] Vgl.: Siegrist, J.: 2005, S. 308
[64] Vgl.: Eberhard, U., Wülser, M.: 2018, S. 91

auf den Menschen zukommen und psychisch auf ihn einwirken.[65] [66] Es wird angenommen, dass ein hoher Entscheidungsspielraum in Verbindung mit hohen Arbeitsanforderungen eine aktivierende Wirkung erzielt und dabei die Lernmotivation begünstigt. Unter stark belastenden Tätigkeiten sind solche zu verstehen, die durch einen geringen Entscheidungsspielraum und hohe Arbeitsanforderungen gekennzeichnet sind.[67] Da die beiden Dimensionen ins Verhältnis gesetzt werden, ergibt sich eine Vierfeldertafel, anhand welcher sich vier Arbeitsplatztypen beschreiben lassen.[68] Abbildung 3 stellt dies schematisch dar.

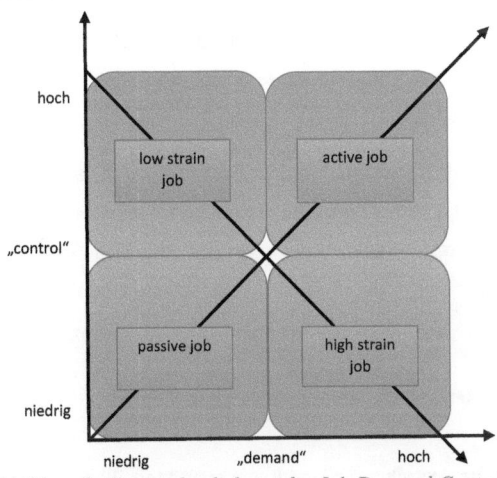

Abbildung 3: Veranschaulichung des Job-Demand-Control-Modells (Quelle: Eigene Darstellung in Anlehnung an Eberhard, U., Wülser, M.: 2018, S. 84)

Der Pfeil von links oben nach rechts unten beschreibt den Anstieg des Risikos für Krankheiten und Fehlbelastungen. Dabei sind Tätigkeiten mit niedrigem Entscheidungsspielraum und hohen Belastungen besonders schädlich für die Gesundheit.[69]Diese werden als High-Strain-Jobs bezeichnet. Empirische Untersuchungen stützen vor allem die High-Strain-Hypothese mit einem entsprechenden Anstieg physischer Gesundheitsbeeinträchtigungen, insbesondere KVE.[70] Der Pfeil von links unten nach rechts oben beschreibt einen Anstieg des aktivierenden Potentials der Tätigkeit. Dies vertritt die These, dass ein hoher Entscheidungsspielraum in Verbindung mit hohen psychischer Belastungen und

---

[65] Vgl.: Mohokum, M., Dördelmann, J.: 2018, S. 60
[66] Vgl.: Rudow, B.: 2004, S.49
[67] Vgl.: Struhs-Wehr, K.: 2017, S. 23
[68] Vgl.: Mohokum, M., Dördelmann, J.: 2018, S. 61
[69] Vgl.: Eberhard, U., Wülser, M.: 2018, S. 92
[70] Vgl.: Richter, P. et al.: 2011, S. 36

gleichzeitigen fordernden und anspruchsvollen Tätigkeiten eine gesteigerte Lernmotivation und ein aktives Freizeitverhalten begünstigen.[71] Somit resultiert aus den Modellannahmen Folgendes:[72] [73]

1. Es sollte ein erhöhter Entscheidungsspielraum bestehen.

2. Belastungen sind gesundheitsschädlich, wenn ein niedriger Entscheidungsspielraum gegeben ist. Wird er jedoch erweitert, so wirkt sich dies positiv auf die Arbeitsmotivation und -zufriedenheit aus und senkt zudem die Depressionssymptome.

3. Belastungen könnten bei hohem Entscheidungsspielraum sogar gesteigert werden, um eine aktive Tätigkeit und somit ein gesundheitsförderliches Freizeitverhalten sicherzustellen.

Diese zweidimensionale Konzeption wurde in Anlehnung an House (1981) um eine dritte Dimension ergänzt. Die dritte Dimension entspricht der sozialen Unterstützung am Arbeitsplatz. Bleibt der soziale Rückhalt aus, so ist eine zusätzliche Verstärkung der Stressreaktion zu erwarten.[74]

4.2 Das Effort-Reward-Imbalance-Modell von Siegrist

In diesem Modell, im deutschsprachigen Raum auch Modell beruflicher Gratifikationskrisen genannt, haben die organisationalen Rahmenbedingungen eine zentrale Bedeutung. [75] Dabei wird davon ausgegangen, dass zwischen Arbeitnehmer und Arbeitgeber eine Tauschbeziehung besteht, wobei Leistung und Belohnung die Tauschgüter darstellen.[76] Kommt es bei den Leistenden zu einem erlebten Ungleichgewicht zwischen geleisteter Arbeit (Verausgabung) und erhaltener Belohnung, so führt dies zu Stress und der Ausbildung von Krankheiten.[77] Eine wichtige Rolle nehmen hier die sozial vermittelten Belohnungen ein, die hier Gratifikationen benannt werden.[78] Diese werden in Form von

---

[71] Vgl.: Eberhard, U., Wülser, M.: 2018, S.93
[72] Vgl.: Richter, P. et al.: 2011, S. 37
[73] Vgl.: Eberhard, U., Wülser, M.: 2018, S. 92
[74] Vgl.: Siegrist, J.: 2005, S. 309
[75] Vgl.: Struhs-Wehr, K.: 2017, S. 15
[76] Vgl.: Goldgruber, J.: 2012, S. 48
[77] Vgl.: Richter, P. et al.: 2011, S. 40
[78] Vgl.: Eberhard, U., Wülser, M.: 2018, S. 100

18

„Transmittern" überbracht: Lohn/Gehalt, Achtung und Wertschätzung und Arbeitsplatz-sicherheit bzw. beruflicher Aufstieg oder ausbildungsadäquater Beschäftigung.[79] Gratifi-kationskrisen sind das Resultat von fehlender Anerkennung während eine hohe Leis-tungsbereitschaft besteht.[80] Das Modell wird in Abbildung 4 graphisch dargestellt.

Ein Ungleichgewicht zwischen Verausgabung und Belohnung ist unter folgenden Bedin-gungen zu erwarten:[81]

1. Fehlende Arbeitsplatzalternative
2. Vorliegen von strategischen Gründen
3. Vorliegen eines persönlichen Bewältigungsstils in Leistungssituationen

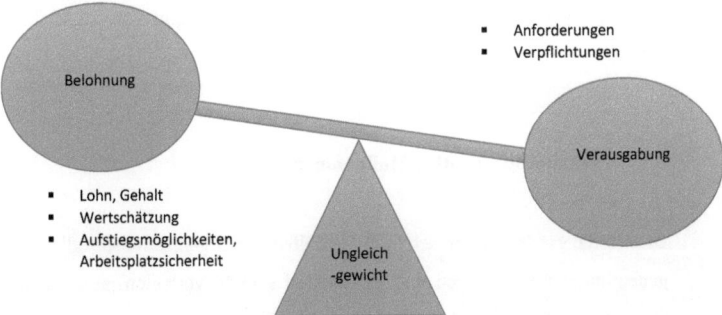

Abbildung 4: Graphische Darstellung des ERI-Modells von Siegrist (Quelle: Eigene Darstellung in Anlehnung an Eberhard, U., Wülser, M.: 2018, S. 102)

Eine fehlende Arbeitsplatzalternative kann bestehen bei geringer Qualifikation. Strategi-sche Gründe liegen vor, wenn ein ungünstiger Arbeitsvertrag aufrechterhalten wird um Wettbewerbsvorteile gegenüber Mitbewerbern zu erzielen. Ein persönlicher Bewälti-gungsstil ist z. B. bei überzogener Verausgabungsneigung gegeben.[82] Es besteht ein em-pirischer Zusammenhang zwischen Gratifikationskrisen und erhöhtem Risiko für psychi-atrische Störungen wie Burnout, Depressionen und Alkoholabhängigkeit. Außerdem ste-hen Gratifikationskrisen in Verbindung mit einem erhöhten Risiko für die KHK und Blut-hochdruck.[83]

---

[79] Vgl.: Siegrist, J.: 2005, S. 309
[80] Vgl.: Goldgruber, J.: 2012, S. 48
[81] Vgl.: Siegrist, J.: 2005, S. 309
[82] Vgl.: Goldgruber, J.: 2012, S. 48 f.
[83] Vgl.: Eberhard, U., Wülser, M.: 2018, S. 102

5 Präventionsvorschläge für die Organisation

In den beiden vorangegangenen Kapiteln wurden sowohl verhaltens- als auch verhältnis-präventive Grundlagen gesetzt. Aus diesen werden nun folgend für die Organisation praktische Vorschläge zur Prävention von KVE abgeleitet. Bevor jedoch Maßnahmen entwickelt werden, ist zunächst das Ziel zu bestimmen, welches die Maßnahmen verfolgen sollen. Die Maßnahmen haben das Ziel, die Risikofaktoren zu minimieren oder sogar gänzlich zu beseitigen während die Schutzfaktoren gestärkt werden. Zu den Schutzfaktoren zählen eine gesunde und ausgewogene Ernährung, ausreichend Bewegung und zumindest angestrebtes Normalgewicht. Zunächst wird mit den verhaltenspräventiven Maßnahmen begonnen und im Anschluss mit den verhältnispräventiven Maßnahmen fortgefahren.

5.1 Verhaltenspräventive Maßnahmen

Die Verhaltensprävention setzt am Verhalten der Organisationsmitglieder und deren eigenen internen Ressourcen an.[84] In Tabelle 1 sind die verhaltenspräventiven Maßnahmen in aufsteigender Reihenfolge danach unterteilt, wie intensiv die Organisationsmitglieder externe Unterstützung erhalten um ihr Gesundheitsverhalten zu ändern.

Verhaltenspräventive Maßnahmen	
Mitarbeiterschulung	• Vorträge und Seminare zu Risikofaktoren und gesunder Lebensweise • Informationsveranstaltungen • Gesundheitstage
Programme	• Raucherentwöhnung • Aufbau und Förderung der Selbstwirksamkeit • Kompetenzentwicklung • Bewegung • Stressbewältigung
Coaching	• Gesundheit • Ernährung • Gewichtsreduktion • Bewegung

---

[84] Vgl.: Mohokum, M., Dördelmann, J.: 2018, S. 5

Tabelle 1: Verhaltenspräventive Maßnahmen zur betrieblichen Prävention kardiovaskulärer Erkrankungen (Quelle: Eigene Darstellung)

5.2 Verhältnispräventive Maßnahmen

Die verhältnispräventiven Maßnahmen zielen darauf ab, in der Organisation und am Arbeitsplatz Bedingungen zu schaffen um die Risikofaktoren der KVE zu vermindern und Schutzfaktoren zu unterstützen. Folgende Maßnahmen, die durch innerbetriebliche Veränderungen erzielt werden, wirken sich auf alle Organisationsmitglieder positiv aus – auch auf diejenigen, die keinen Risikofaktor aufweisen und im weiteren Sinn gesund sind.[85] Die in Tabelle 2 abgebildeten Maßnahmen wurden danach unterteilt, in welchem Bereich sie wirken.

Verhältnispräventive Maßnahmen	
Arbeitsbedingungen/-umgebung	• Angepasste Aufgabengestaltung und Vermeidung von Monotonie (Job Enlargement, Job Enrichment, Job Rotation) • Gleitzeit • Angepasste Arbeitsumgebung • Belohnungssystem • Bildungs- und Aufstiegschancen • Gesundheitszirkel
Ernährung	• Kantine • Kostenlose Obst- und Gemüsesnacks
Bewegung	• Fahrradleasing • Fahrradpendlerpauschale • Duschen, Spinde und Umkleideräume für Fahrradpendler • Betriebliches Fitnessstudio • Sonderverträge mit Fitnessstudios • Raum für Bewegungspausen • Aktive Mittagspause • Dynamische Arbeitsstationen • Persönlicher Kontakt statt E-Mail • Aufbewahrung von Arbeitsmittel in Entfernung zum Schreibtisch

Tabelle 2: Verhältnispräventive Maßnahmen zur betrieblichen Prävention kardiovaskulärer Erkrankungen (Quelle: Eigene Darstellung)

---

[85] Vgl.: Grande, G.: 2006, S. 92

6   Kritische Diskussion

Es folgt nun die kritische Auseinandersetzung mit den angewendeten theoretischen Grundlagen und deren empirischen Befunde. Und im Anschluss werden die aus theoretischen Grundlagen abgeleiteten Maßnahmen zur Prävention von KVE kritisch diskutiert.

6.1   Modelle des Gesundheitsverhaltens

Im dritten Kapitel wurden gesundheitspsychologische Modelle vorgestellt, die die gesundheitliche Verhaltensänderung erklären. Hierzu wurden die SKT von Bandura, das TTM von Prochaska und DiClemnte und das HAPA-Modell von Schwarzer herangezogen. Die Kernannahme von Banduras Theorie besteht darin, dass Ziele (Intentionen) bestimmen, ob eine Person ihr Verhalten ändern oder aufrechterhalten wird. Dies Intentionen werden wiederum durch die SWE, HEE und soziokulturelle Faktoren beeinflusst. Eine Metaanalyse von Young et al. zeigte, dass für die Vorhersage von Gesundheitsverhalten vor allem die SWE, Barrieren und die soziale Unterstützung von großer Bedeutung sind.[86] Bandura nimmt auch an, dass das Wissen über Gesundheitsrisiken und -gewinne eine Grundvoraussetzung für eine Verhaltensänderung darstellt. Denn nur durch ausreichende Informationen können Entscheidungen gefällt werden. Diese Annahmen sind mittlerweile empirisch belegt.[87] Jedoch weist die Theorie auch Defizite auf, vor allem bezüglich des konkreten Transfers von Intentionen in die Verhaltensänderung. Hier entsteht eine Intentions-Verhaltens-Lücke, die durch diese Theorie nicht geschlossen werden kann.[88]

Das TTM wurde in zahlreichen Studien auf seine theoretische und praktische Tauglichkeit überprüft und hat sich bewährt.[89] Jedoch wird als Hauptkritikpunkt die willkürliche Stufeneinteilung basierend auf zeitlichen Kriterien genannt. Die Zuweisung der Personen zu den jeweiligen Stadien per psychologischer Kriterien wäre günstiger, so wie es im HAPA-Modell der Fall ist.[90] Außerdem wird im TTM angenommen, dass die Stadien

---

[86] Vgl.: Lippke, S. et al.: 2019, S. 3
[87] Vgl.: ebenda
[88] Vgl.: Lippke, S., Renneberg, B.: 2006, S. 44
[89] Vgl.: Vogt, I.: 2018, S. 4
[90] Vgl.: Scholz, U., Schwarzer, R.: 2005, S. 398

linear nacheinander durchlaufen werden. Jedoch haben Scholz und Schwarzer einen spiralförmigen Stadiendurchlauf, bei dem die Personen auf vorherige Stadien zurückfallen können, feststellen können.[91]

Das HAPA-Modell ist wiederholt überprüft worden und konnte bisher erfolgreich in der Gesundheitsforschung eingesetzt werden.[92] Dennoch existieren auch zu diesem Modell Kritikpunkte. So werden z. B. weder individuelle Hintergrundvariablen (Werte, Einstellungen, konflikthafte Motive) noch situative oder Kontextvariablen einbezogen. Dabei müssten diese Dimensionen stärker spezifiziert oder expliziert werden um dem Konzept eine ausgeprägtere interventionsgeleitete Aussagekraft zu verleihen.[93] Das HAPA-Modell ist nicht als eine abgeschlossene Theorie zu verstehen. Sie ist vielmehr ein flexibler Rahmen, der evidenzbasierte und theoriegeleitete Orientierung zur Förderung von Gesundheitsverhalten bietet und zu weiterer Forschung anregt.[94]

6.2 Modelle der Arbeitsverhältnisse

Im vierten Kapitel wurden zwei Modelle vorgestellt, die die Beziehung zwischen Belastung und Gesundheit beschreiben – das Job-Demand-Control-Modell und das Effort-Reward-Imbalance-Modell. Die im JDC-Modell verankerte High-Strain-Jobs-Theorie findet Unterstützung durch eine Vielzahl von empirischen Studien zur Vorhersage von KVE, Muskel-Skelett-Erkrankungen und depressiven Störungen.[95] Die High-Strain-Jobs-Theorie stimmt auch mit dem stabilen epidemiologischen Befund überein, dass KVE in den unteren sozialen Schichten der meisten Industriegesellschaften auftreten, da dort vermehrt Arbeitsplätze mit geringen Entscheidungsspielräumen und hohen Anforderungen vorzufinden sind.[96] Zu kritisieren ist, dass in diesem Modell keine Persönlichkeitsmerkmale der arbeitenden Person einbezogen werden, die einen erheblichen Einfluss auf das Stressempfinden haben.[97] Außerdem ist anzumerken, dass sich die meisten Studien zu

---

[91] Vgl.: Schneider, W.: 2006, S. 428
[92] Vgl.: Vogt, I.: 2018, S. 3
[93] Vgl.: Schneider, W.: 2006, S. 429
[94] Vgl.: Schwarzer, R., Fleigl, L.: 2014, S. 341
[95] Vgl.: Faltermaier, T.: 2017, S. 121 // Ulrich, E., Wülser, M.: 2018, S. 92
[96] Vgl.: Faltermaier, T.: 2017, S. 121
[97] Vgl.: Siegrist, J.: 2005, S. 309

23

diesem Modell auf männliche Industriearbeiter bezogen.[98] Somit können die Ergebnisse nicht generalisiert werden, da sie nicht für z. B. Frauen mit Bürotätigkeiten gelten.

Im ERI-Modell findet nicht nur eine Untersuchung der externen Belastungen wie im JDC-Modell statt, sondern es werden auch deren Bewältigungsprobleme berücksichtigt, da diese mit Beeinträchtigungen des Befindens vermengt sein können.[99] Die Ergebnisse einer Längsschnittstudie von Siegrist und seinen Mitarbeitern unterstützt die Kernaussagen des Modells. Die Indikatoren für hohe berufliche Verausgabung prognostizieren wichtige somatische Risikofaktoren für KVE wie erhöhte Blutfettwerte und pathologisch erhöhter Blutdruck.[100]

Beide Modelle erweisen prädiktive Beiträge im Kontext von Arbeitszufriedenheit und psychischen Stressreaktionen. Eine Kombination der Modelle ergibt die stärkste Vorhersageleistung.[101]

6.3 Stärken und Schwächen der erarbeiteten Präventionsmaßnahmen

Die aufgezeigten Präventionsmaßnahmen wurden in verhaltens- und verhältnispräventive Maßnahmen aufgeteilt. Diese Unterteilung scheint auf den ersten Blick simpel, jedoch ist bei genauerer Betrachtung festzustellen, dass einige Maßnahmen durch diese Unterteilung nicht eindeutig zuzuordnen sind. Ein Beispiel hierfür sind die Gesundheitstage in der Organisation. Zum einen dienen sie als Informationsveranstaltung, die über z. B. gesunde Ernährung aufklären oder aufzeigen, wie man mehr Bewegung in seinen Alltag einbauen kann. Jedoch können diese Gesundheitstage auch ein Bestandteil der Organisationskultur sein, also der Verhältnisse. Deshalb könnten Gesundheitstage sowohl als verhaltenspräventive als auch als verhältnispräventive Maßnahme gesehen werden. Dies zeigt, dass verhaltenspräventive und verhältnispräventive Maßnahmen nicht getrennt voneinander zu betrachten sind. Dies wäre auch nicht zielführend.[102] Eine Kombination aus mehreren Maßnahmen der Verhaltens- und Verhältnisprävention ist nach Nerdinger

[98] Vgl.: Faltermaier, T.: 2017, S. 121
[99] Vgl.: Richter et al.: 2011, S.41
[100] Vgl.: Faltermaier, T. 2017, S. 123
[101] Vgl.: Ulrich, E., Wülser, M.: 2018, S. 106
[102] Vgl.: Dadaczynski, K., Paulus, P.: 2018, S. 263

et al. am effektivsten.[103] Betrachtet man die Einteilung der verhältnispräventiven Maßnahmen, so hat auch diese ihre Schwächen. Denn z. B ein Raum für Bewegungspausen oder die Gestaltungsmöglichkeit einer aktiven Mittagpause, sind Bestandteil der Arbeitsbedingungen/-umgebung und wirken sich ebenfalls auf die Bewegung eines Organisationsmitglieds aus.

Nun werden die aufgelisteten Präventionsmaßnahmen im Einzelnen, beginnend mit den verhaltenspräventiven, beschrieben und diskutiert.

Um die Mitarbeiter zu präventiven Verhalten zu bewegen, sind zunächst Mitarbeiterschulungen sinnvoll. Durch Vorträge und Seminare werden sie zu Experten von KVE und kennen sich dadurch mit den Risiko- und Schutzfaktoren aus und erfahren, was sie selbst für eine gesunde Lebensweise tun können. Schaffen sie es nicht sich selbst zu einer gesunden Lebensweise zu verhelfen, wie z. B. mit dem Rauchen aufzuhören oder eine Ernährungsumstellung durchzuhalten, so können Programme ihnen dabei helfen. Besonders wichtig sind dabei Programme zum Aufbau und zur Förderung der Selbstwirksamkeit, denn diese ist laut der SKT von Bandura notwendig, um eine Intention zur Verhaltensänderung zu bilden und um diese durchzuhalten. Weiter könnten Programme zur Kompetenzentwicklung ebenfalls weiterhelfen. Soziale Kompetenzen oder kommunikative Kompetenzen helfen dabei, Konflikte selbstständig zu lösen und unterstützen ein harmonisches Zusammenarbeiten, was wiederum stressauslösende Situationen unter den Mitarbeitern verringern kann. Um einen stressigen Alltag zu bewältigen, können Stressbewältigungsprogramme helfen. Benötigt der einzelne Mitarbeiter intensivere Unterstützung, so eignet sich das Gesundheitscoaching. Das Gesundheitscoaching ist ein Einzelcoaching, das darauf abzielt das Gesundheitsbewusstsein und -kompetenzen aufzubauen und zu stärken. Im Mittelpunkt stehen hier die individuellen Risiko- und Schutzfaktoren, soweit sie durch eigenes Verhalten beeinflussbar sind. Diese werden reduziert bzw. aufgebaut. Der Gesundheitscoach begleitet das Organisationsmitglied bis die Verhaltensänderung abgeschlossen und zur Gewohnheit geworden ist. Anders als bei der klassischen Gesundheitsberatung überblickt der Gesundheitscoach vor allem die volitionalen und motivationalen Prozesse, die bei der Initiierung und Implementierung der Verhaltensänderung bedeutend mitwirken.[104] Der Gesundheitscoach erstellt individuelle Handlungs- und

---

[103] Vgl.: Nerdinger, F. et al.: 2019, S. 594
[104] Vgl.: Kaluza, G.: 2018, S. 313 f.

Copingpläne. Die Handlungspläne umfassen z. B. vom Organisationsmitglied selbst ausgewählte körperliche Aktivitäten mit Informationen darüber, wie und wann diese durchgeführt werden.[105] Sie können sich aber auch auf die Ernährung, Raucherentwöhnung oder allgemeine Gesundheit beziehen. Copingpläne beinhalten mögliche Hindernisse und vom Organisationsmitglied selbst erarbeitete Bewältigungsstrategien.

Zur Entwicklung der beschriebenen verhaltenspräventiven Maßnahmen wurden Theorien des Gesundheitsverhaltens herangezogen. Jedoch sind diese zur Maßnahmenentwicklung nicht ausreichend, denn die meisten Theorien beinhalten keine Informationen darüber, mit welchen Techniken die Intentions-Verhaltens-Lücke überwunden werden kann. Aus diesem Grund werden die Veränderungstechniken oftmals willkürlich und ohne Berücksichtigung notwendiger Wirkbedingungen ausgewählt. Eine Ausnahme dazu ist Banduras SKT. Außerdem grenzen die Theorien sowohl die Sicht der Betroffenen als auch die Umwelteinflüsse aus. Sie gehen nicht auf den Prozess der Planung und Entwicklung einer Präventionsmaßname ein und geben keinen Hinweis darauf wozu und wie das theoretische Wissen dient.[106]

Um zu verhindern, dass wie nach dem JDC-Modell aufgrund der Aufgabengestaltung Stress und Gesundheitsbeeinträchtigungen ausgelöst werden, können Aufgaben so gestaltet werden, dass die Belastungen niedrig gehalten werden. So werden die gesundheitsschädlichen sog. high-strain-jobs vermieden. Um jedoch ein aktives Freizeitverhalten zu fördern können sog. active jobs geschaffen werden, die zwar hohe Anforderungen, jedoch auch einen hohen Entscheidungsspielraum aufweisen. Um den Zeitdruck zu reduzieren bietet sich ein Arbeitszeitmodell an, das Gleitzeit vorsieht. Um einem erlebten Ungleichgewicht von Verausgabung und Belohnung vorzubeugen, welches nach dem ERI-Modell zu Stress und der Ausbildung von Krankheiten führt, benötigt es Mittel und Wege den Mitarbeitern Wertschätzung und angemessene Belohnungen zu überbringen. Dies kann erfolgen durch ein Belohnungssystem, Arbeitsplatzsicherheit, Bildungs- und daran angeknüpfte Aufstiegschancen. Durch Gesundheitszirkel beteiligen sich die Organisationsmitglieder an der Erarbeitung von Vorschlägen zur gesundheitsgerechten Arbeitsgestaltung.[107] Um Monotonie bei einfachen Tätigkeiten zu vermeiden eignet sich die Anwendung von Job-Rotation, -Enrichment und – Enlargement. Bei der Job-Rotation werden Aufgaben- und Zuständigkeitsbereiche nach einem bestimmten Zeitraum getauscht. Beim

---

[105] Vgl.: Höfer, S.: 2018, S. 681
[106] Vgl.: Dohnke, B., Göhner, W.: 2018, S. 281 f.
[107] Vgl.: Nerdinger, F. et al.: 2019, S. 592

Job-Enrichment besteht eine Erweiterung der Arbeitsaufgaben durch verantwortungsvollere Aufgaben. Beim Job-Enlargement werden ebenfalls die Aufgaben erweitert, jedoch ohne weitere Verantwortung. Hiermit lässt sich Unterforderung bekämpfen.[108] Weiter kann die Verhältnisprävention die Organisationsmitglieder dabei unterstützen sich gesund zu ernähren. Dies könnte durch eine Kantine geschehen, die vorrangig vollwertige gesunde Kost anbietet. Zudem können kostenloses Obst und ungesüßte Getränke wie Wasser und Tee angeboten werden.

Ein besonders kritischer Risikofaktor der KVE stellt der Bewegungsmangel dar. Die Mitarbeiter der Organisation verrichten überwiegend Büroarbeit. Doch auch hier kann Verhältnisprävention durch geeignete Rahmenbedingungen dazu beitragen, dass die Beschäftigten mehr Bewegung in ihren Arbeitsalltag integrieren können. Man kann ihnen Fahrradleasing anbieten in Verbindung mit einer Fahrradpendlerpauschale um einen Anreiz zu geben mit dem Fahrrad zur Arbeit zu fahren. Außerdem werden in diesem Fall für die Fahrradpendler Spinde, Duschen und Umkleideräume benötigt. Für mehr Bewegung eignet sich auch die Einrichtung eines firmeneigenen Fitnessstudios, wo auch die Mittagspause verbracht werden kann. Oder es werden Sonderverträge mit einem Fitnessstudio in der Nähe der Organisation angeboten. Bei der Gestaltung des Arbeitsplatzes können dynamische Arbeitsstationen, wie z. B. das „Deskbike" dabei helfen, die sitzende Büroarbeit in eine Arbeit in Bewegung umzuwandeln. Dynamische Arbeitsstationen bestehen aus einer Kombination von Schreibtisch und Ergometer oder Laufband. Diese Arbeitsstationen haben in Deutschland noch keine Bekanntheit erlangt. Allerdings stellt sich eine Verbesserung des Wohlbefindens bereits bei einer Nutzung von 2 bis 3 Mal pro Woche ein. Bei Messungen wurden im Vergleich zu konventionellen Sitzarbeitsplätzen signifikant erhöhte Energieumsätze ermittelt. Außerdem konnten keine Leistungsunterschiede der Nutzer festgestellt werden, wobei die Nutzer selbst eine geringere Arbeitsleistung eingeschätzt haben[109] Um weitere Bewegung in den Arbeitsalltag einzubringen, können z. B. der Drucker und sonstige Arbeitsmittel in einem anderen Raum oder am anderen Ende des Büros platziert werden um zu bewirken, dass man öfter von seinem Büroarbeitsplatz aufstehen muss. Dies unterstützt auch die Maßnahme, dass die Kollegen bevorzugt persönlich kontaktiert werden sollen, anstatt eine E-Mail zu schreiben.

---

[108] Vgl.: Rudow, B.: 2019, S. 9 f.
[109] Vgl.: Mohokum, M., Ellegast, R.: 2019, S. 14

Welche Maßnahmen tatsächlich am wirksamsten sind und von den Organisationsmitgliedern angenommen werden, hängt wohl auch unter anderem von der Organisationskultur und der Motivation der Mitglieder ab. Denn was nützt eine Kantine, die abwechslungsreiche und gesunde Gerichte anbietet, wenn die Organisationsmitglieder nicht gewillt sind ihr Verhalten zu ändern und statt in der Kantine beim Schnellimbiss um die Ecke ihre Mittagspause verbringen?

7 Fazit und Ausblick

Ziel dieser Arbeit war es Vorschläge für sowohl verhaltens- als auch verhältnispräventive Maßnahmen unter der Berücksichtigung von Modellen des Gesundheitsverhaltens und der Arbeitsverhältnisse zu erarbeiten. Für ein genaueres Hintergrundwissen wurde über die KVE und deren Risikofaktoren aufgeklärt. Weiter wurden drei Modelle zur Beschreibung von Gesundheitsverhalten herangezogen. Diese sind die SKT von Bandura, das TTM von Prochaska und DiClemente und das HAPA-Modell von Schwarzer. Zur Beschreibung der Beziehung von Arbeitsbelastungen und Gesundheit wurden das JDC-Modell von Karasek und Theorell und das ERI-Modell von Siegrist herangezogen. Diese Modelle der Gesundheits- und Arbeitswissenschaften dienten als Grundlage für die Erarbeitung von Vorschlägen zur Prävention von KVE. Verhaltens- und verhältnispräventive Maßnahmen wirken eng zusammen und verfolgen ein gemeinsames Ziel – Risikofaktoren kardiovaskulärer Erkrankungen bekämpfen und gleichzeitig Schutzfaktoren stärken. Bekämpft man die Risikofaktoren von KVE, so werden auch die Risikofaktoren anderer Erkrankungen bekämpft. Somit tragen die präventiven Maßnahmen zu einer allgemeinen Gesundheit bei. KVE sind in Deutschland ein wichtiges Thema. Gerade Unternehmen können durch betriebliche Ansätze der Prävention dazu beitragen, dass die arbeitende Bevölkerung zur Erhaltung ihrer Gesundheit einen gesundheitsbewussteren Lebensstil einschlägt. Dennoch wird Gesundheitsförderung im betrieblichen Setting nicht ausreichen genutzt.[110] Dabei bietet das betriebliche Setting gegenüber dem Gesundheitssystem einige Vorteile. Beispielhaft zu nennen ist die einfache Erreichbarkeit der Zielgruppe, ein Großteil der erwachsenen Bevölkerung verbringt einen Drittel vom Tag am Arbeitsplatz,

---

[110] Vgl.: Grande, G.: 2007, S. 81

Kollegen und Mitarbeiter können als soziales Netzwerk unterstützen und typische Hindernisse wie Zeit und Kosten können durch betriebliche Strategien vermieden und eingeschränkt werden.[111] Der demographische Wandel und der Fachkräftemangel, der in vielen Branchen spürbar ist, werden dazu beitragen, dass Organisationen mehr in die Gesundheit ihrer Mitglieder investieren müssen.[112]

---

[111] Vgl.: Grande, G.: 2007, S. 84 f.
[112] Vgl.: Faltermaier, T. 2017, S. 361

Literaturverzeichnis

Beise, U., Heimes, S., Schwarz, W.: Gesundheits- und Krankheitslehre. Lehrbuch für Gesundheits-, Kranken- und Altenpfleger. 3. Auflage. Springer Medizin Verlag. Berlin Heidelberg 2013

Dadaczynski, K., Paulus, P.: Verhaltens- und Verhältnisprävention. In: Kohlmann, C.-W., Salewski, C., Wirtz, M.: Psychologie der Gesundheitsförderung. S. 257-258. Hogrefe Verlag. Bern 2018

Daniel, S., Jansen, L.: Grundlagen der Gesundheitspsychologie. Studienbrief der SRH Fernhochschule Riedlingen. Reidlingen 2018

Dohnke, B., Göhner, W.: Maßnahmenentwicklung und Techniken der Verhaltensänderung. In: Kohlmann, C.-W., Salewski, W., Wirtz, M. (Hrsg.): Psychologie in der Gesundheitsförderung. S. 281- 295. Hogrefe Verlag. Bern 2018

Eberhard, U., Wülser, M.: Gesundheitsmanagement in Unternehmen. Arbeitspsychologische Perspektiven. 7. Auflage. Springer Gabler Verlag. Wiesbaden 2018

Faltermaier, T.: Gesundheitspsychologie. 2. Auflage. Grundriss der Psychologie. Band 21. W. Kohlhammer Verlag. Stuttgart 2017

Fritzsche, K., Geigges, W., Richter, D., Wirsching, M.: Psychosomatische Grundversorgung. 2. Auflage. Springer Verlag. Berlin Heidelberg 2016

Gehring, J., Klein, G.: Leben mit der koronaren Herzkrankheit. 4. Auflage. Springer Medizin Verlag. München 2015

Goldgruber, J.: Organisationsvielfalt und betriebliche Gesundheitsförderung. Eine explorative Untersuchung. Gabler Verlag. Wiesbaden 2012

Grande, G.: Betriebliche Ansätze zur Prävention von Erkrankungen des Herz-Kreislaufsystems. In: Fehlzeiten-Report 2006. Zahlen, Daten, Analysen aus allen Branchen der Wirtschaft. Chronische Krankheiten, Betriebliche Strategien zur Gesundheitsförderung, Prävention und Wiedereingliederung. Springer Verlag. Heidelberg 2007

Heuse, S., Knoll, N.: Modelle des Gesundheitsverhaltens. In: Kohlmann, C.-W., Salewski, C., Wirtz, M. (Hrsg.): Psychologie in der Gesundheitsförderung. S. 243-257. Hogrefe Verlag. Bern 2018

Höfer, S.: Kardiovaskuläre Erkrankungen. In.: Kohlmann, C.-W., Salewski, C., Wirtz, M. (Hrsg.): Psychologie in der Gesundheitsförderung. S. 679-681. Hogrefe Verlag. Bern 2018

Jerusalem, M.: Selbstwirksamkeit. In: Kohlmann, C.-W., Salewski, C, Wirtz, M. (Hrsg.): Psychologie der Gesundheitsförderung. S. 127-139. Hogrefe Verlag. Bern 2018

Kaluza, G.: Gesundheitscoaching und motivierende Gesprächsführung. In: Kohlmann, C.-W., Salewski, C., Wirtz, M.: Psychologie der Gesundheitsförderung. S. 313-326. Hogrefe Verlag. Bern 2018

Knoll, N., Scholz, U., Rieckmann, N.: Einführung Gesundheitspsychologie. 4. Auflage. Ernst Reinhardt Verlag. München Basel 2017

Lippke, S., Renneberg, B.: Theorien und Modelle des Gesundheitsverhaltens. In: Renneberg, B., Hammelstein, P. (Hrsg.): Gesundheitspsychologie. Springer Medizin Verlag. Heidelberg 2006

Lippke, S., Schüz, B., Godde, B.: Modelle gesundheitsbezogenen Handelns und Verhaltensänderung. In: Tiemann, M., Mohokum, M. (Hrsg.): Prävention und Gesundheitsförderung. Springer Reference Pflege – Therapie- Gesundheit. Bremen 2019

Lippke, S., Schüz, B.: Modelle gesundheitsbezogenen Handelns und Verhaltensänderung. In: Haring, R. (Hrsg.): Gesundheitswissenschaften. Springer Verlag. Berlin 2020

Löllgen, H.: Koronare Herzkrankheit – Prävalenz, Bedeutung und Implikationen für die Prävention und Gesundheitsförderung. In: Tiemann, M., Mohokum, M.: Prävention und Gesundheitsförderung. Springer Verlag. 2019

Maaz, A., Winter, M., Kuhlmey, A.; Der Wandel des Krankheitspanoramas und die Bedeutung chronischer Erkrankungen (Epidemiologie, Kosten). In: Fehlzeiten-Report 2006. Chronische Krankheiten. Zahlen, Daten, Analysen aus allen Branchen der Wirtschaft. Springer Medizin Verlag. Heidelberg 2007

Mohokum, M., Dördelmann, J.: Betriebliche Gesundheitsförderung. Ein Leitfaden für Physiotherapeuten. Springer Verlag. Berlin 2018

Mohokum, M., Ellegast, R.: Ergonomie am Büroarbeitsplatz. In: Tiemann, M, Mohokum, M. (Hrsg.): Prävention und Gesundheitsförderung. Springer Verlag. Bremen 2019

Nerdinger, F., Bickle, G., Schaper, N.: Arbeits- und Organisationspsychologie. 4. Auflage. Springer Verlag. Berlin 2019

Richter, P., Buruck, G., Nebel, C., Wolf, S.: Arbeit und Gesundheit – Risiken, Ressourcen und Gestaltung. In: Bamberg, E., Ducki, A., Metz, A. (Hrsg.): Gesundheitsförderung und Gesundheitsmanagement in der Arbeitswelt. Ein Handbuch. Hogrefe Verlag. Göttingen 2011

Rudow, B.: Betriebliche Gesundheitsförderung im gewerblichen Bereich. In: Tiemann, M., Mohokum, M. (Hrsg.): Prävention und Gesundheitsförderung. Springer Reference Pflege – Therapie- Gesundheit. Bremen 2019

Rudow, B.: Das gesunde Unternehmen. Gesundheitsmanagement Arbeitsschutz Personalpflege. Oldenbourg Verlag. München 2004

Schneider, W.: Gesundheitsverhalten und präventive Interventionen. Ausgewählte psychologische Aspekte. In: Psychotherapeut. Heft 6. S. 421-432. Springer Medizin Verlag. Heidelberg 2006

Scholz, U., Schwarzer, R.: Modelle der Verhaltensänderung. In: Schwarzer, R. (Hrsg.): Enzyklopädie der Psychologie. Band 1. Gesundheitspsychologie. Hogrefe Verlag für Psychologie. Göttingen 2005

Schwarzer, R., Fleigl, L.: Von der Risikowahrnehmung zur Änderung des Gesundheitsverhaltens. In: Zentralblatt für Arbeitsmedizin, Arbeitsschutz und Ergonomie. Heft 5. S. 338-341. Springer Verlag. Berlin Heidelberg 2014

Schwarzer, R.: Psychologie des Gesundheitsverhaltens. Einführung in die Gesundheitspsychologie. 3. Auflage. Hogrefe Verlag. Berlin 2004

Siegrist, J.: Stress am Arbeitsplatz. In: Schwarzer, R. (Hrsg.): Gesundheitspsychologie. Enzyklopädie der Psychologie. Band 1. S. 303-318. Hogrefe Verlag. Göttingen 2005

Struhs-Wehr, K.: Betriebliches Gesundheitsmanagement und Führung. Gesundheitsorientierte Führung als Erfolgsfaktor im BGM. Springer Verlag. Wiesbaden 2017

Ulrich, E. Wülser, M.: Gesundheitsmanagement in Unternehmen. Arbeitspsychologische Perspektiven. Wiesbaden 2018

Vogt, I.: Grundlagen der Gesundheitspsychologie. In: Haring, R. (Hrsg.): Gesundheitswissenschaften. Reference Pflege -Therapie – Gesundheit. Springer Verlag. Frankfurt 2018

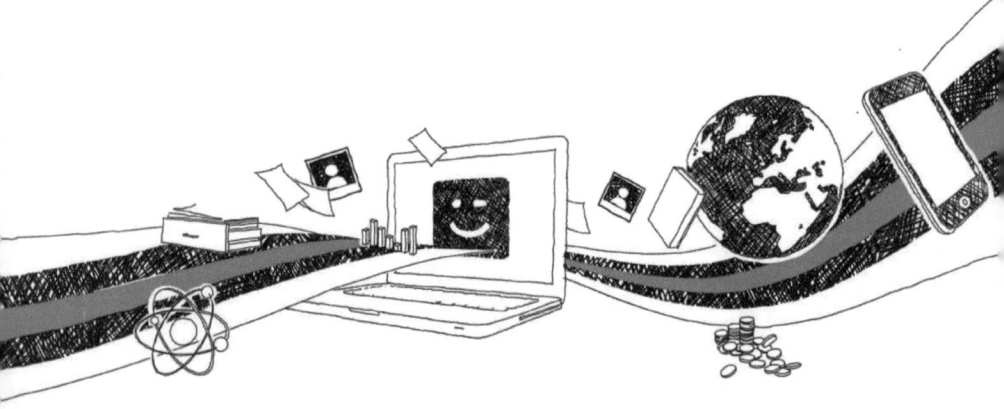
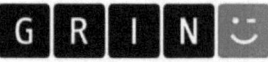